DISINTOSSICAZION E DEL TÈ ROSSO PER PERDERE PESO

RICETTA DIMOSTRATO DI PERDERE 10 LIBBRE

Agustin R. Ruiz

Prima edizione

Indice dei contenuti

Introduzione

Il tè come sapete è una delle bevande più popolari nel mondo, per i suoi ampi benefici per la salute, per i suoi effetti molto specifici che fornisce, tra le molte altre virtù.

In questo e-book ci concentreremo su come il tè, in particolare il tè rosso, può aiutarci a **perdere peso velocemente**, e sì, il nostro obiettivo sarà quello di perdere 10 libbre il più presto possibile.

Senza ulteriori indugi, cominciamo..... prima di tutto, dovete sapere quali sono i **componenti naturali del Tè**, che vi aiuteranno a perdere peso.

In poche parole, i tè **sono** naturalmente **ricchi di antiossidanti e teina**, che sono le caratteristiche principali che vi aiuteranno a raggiungere i vostri obiettivi.

Ecco un piccolo riassunto della......

- **Antiossidanti:** Sono piccole molecole, che hanno l'obiettivo di prevenire l'ossidazione delle cellule, o in altre parole, **prevenire l'invecchiamento,** e questo è molto importante quando si tratta di perdere peso, credetemi.

- **Theine:** Per non annoiarsi con definizioni non necessarie, vi dirò che Theine è molto simile alla sua cugina più vicina, la Caffeina, ma con la differenza che **Theine viene gradualmente assorbita per un tempo più lungo e favorisce molto di più la combustione del grasso corporeo**, rispetto alla Caffeina che è uno shock energetico che termina rapidamente.

Qui ci sono i **migliori tè per perdere peso.**

Quali sono i migliori tipi di tè per perdere peso?

L'abbondanza di erbe e piante da consumare in infusione o direttamente, sono così abbondanti che ancora oggi stanno scoprendo gli incredibili benefici che portano al nostro corpo, e anche le nuove piante vengono scoperte ogni anno.

Così qui avete, solo per voi, i migliori tè per raggiungere i vostri obiettivi di perdere 10 libbre o più velocemente.

Iniziamo con il.....

-Tè verde

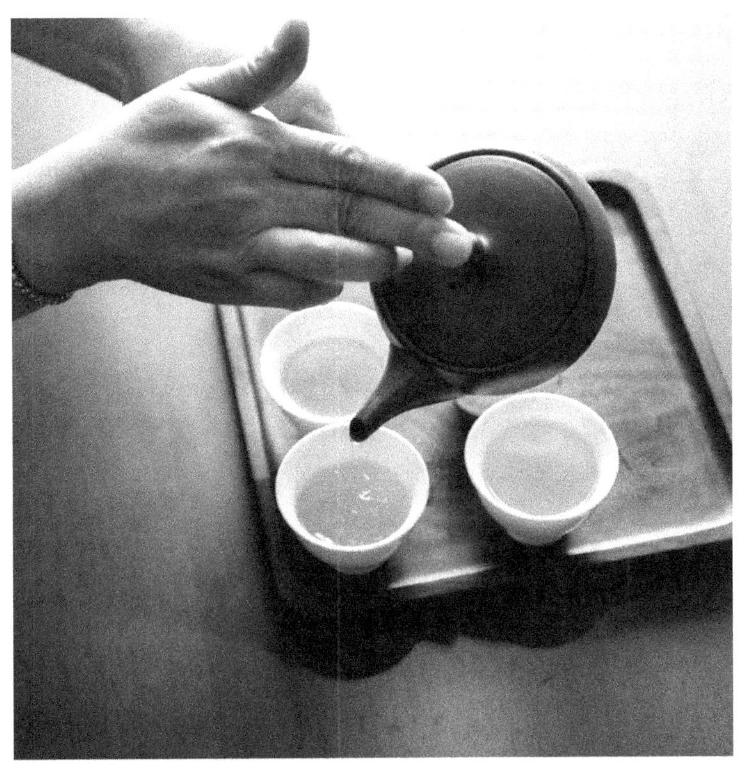

Cosa dirti che non sai del Tè Verde?......
i suoi benefici sono incredibili, ti riempie di
vitalità, si prende cura della tua pelle,
giova al tuo intestino e altro ancora.

Non c'è motivo di non raccomandare di
includere questa bevanda nella vostra
dieta, è anche possibile ordinarla nella
vostra caffetteria di preferenza.

Uno dei suoi potenti e ben noti
ingredienti intrinseci del Tè Verde sono i

polifenoli, che, come il Tè Rosso, aiutano a disintossicare il corpo.

- *Tè al dente di leone*

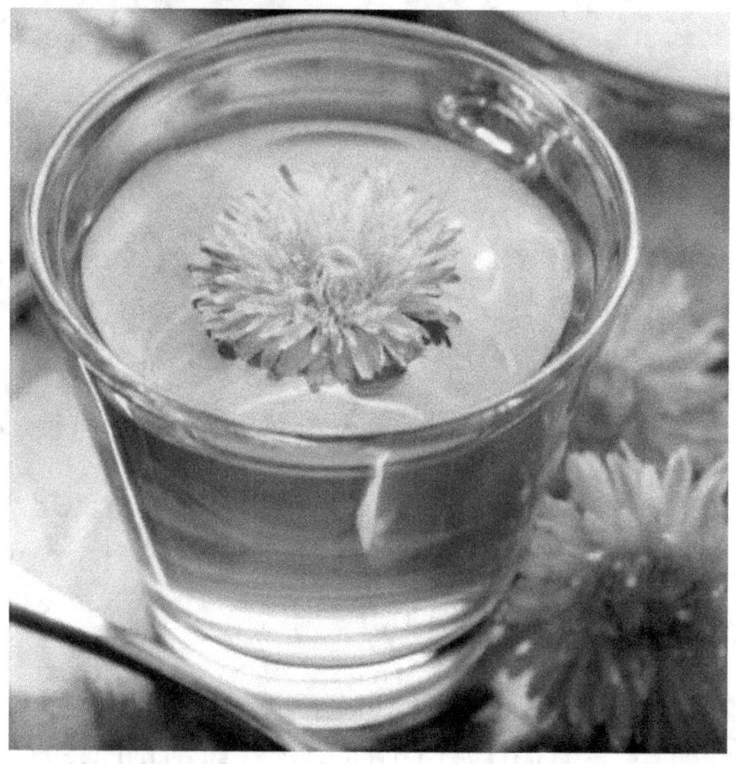

Forse ti sembra strano bere un Tè al dente di leone, non sono da regalare, sì, ma anche da consumare, perché........

Per le sue affascinanti virtù antinfiammatorie e per la grande quantità di vitamine e minerali in esso contenuti, come lo zinco, il magnesio, il ferro e il potassio, e le vitamine da A a D.

E naturalmente un grande infuso con benefici disintossicanti grazie al suo alto contenuto di antiossidanti.

- *Tè al cardo mariano*

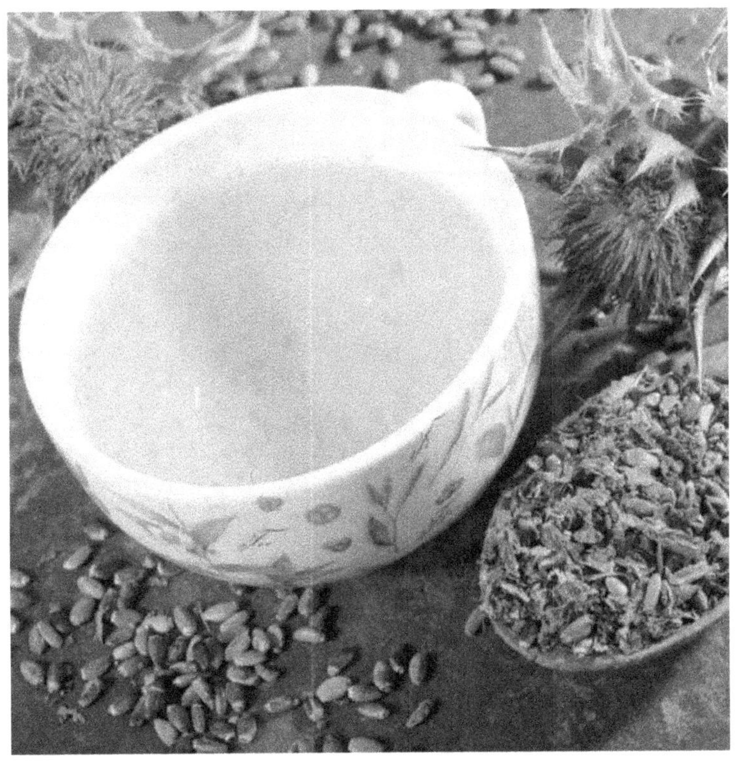

Sylmarin è il principio attivo di questo

"rimedio" naturale del **Milk Thistle Tea**, ed è la combinazione di diversi flavonoidi che sono antiossidanti molto potenti.

La principale virtù del Milk Thistle Tea, è quella di ridurre lo stress del fegato, attraverso i suoi antinfiammatori naturali, che aiutano a riparare e proteggere le cellule epatiche.

- *Tè rosso*

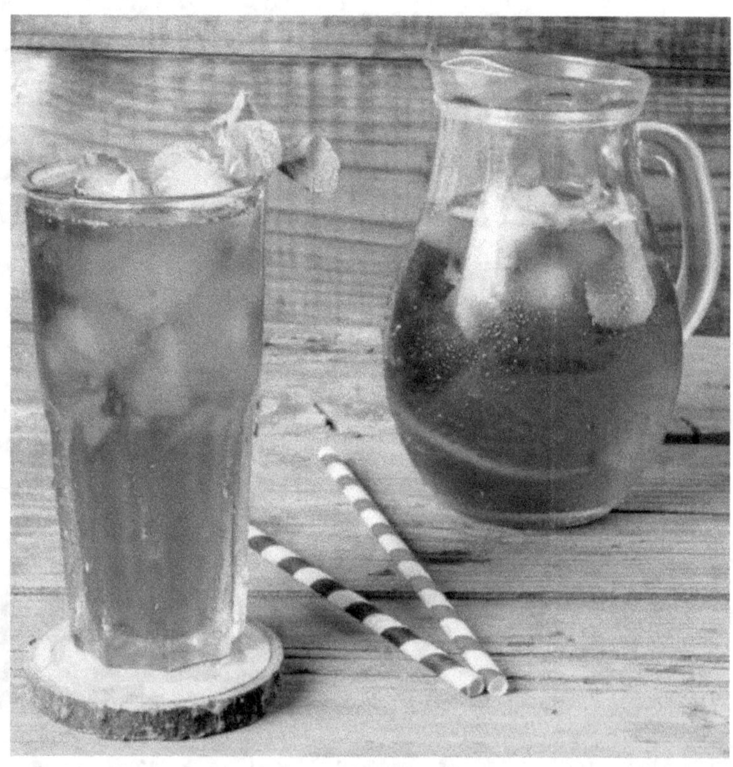

I benefici che siamo interessati ad ottenere dal tè rosso sono solo una parte di questa infusione sottovalutata.....

Crampi allo stomaco, allergie, asma, insonnia, eczema, pressione alta e mal di testa sono alcune delle malattie che potrebbero essere trattate e persino curate, grazie al tè rosso.

E come se non bastasse, gli alimenti ricchi di flavonoidi sono stimolanti per il corretto funzionamento del sistema cardiovascolare, e sì, il Tè Rosso di cui stiamo parlando, è abbondante di flavonoidi.

A proposito, come i precedenti tè descritti, il tè rosso, avendo flavonoidi così alti, gode di una magnifica quantità di antiossidanti.

Qual è il tè migliore per perdere peso?

Sono sicuro che già conoscete la risposta, che è il modo migliore per perdere peso, perché in realtà, questo è ciò che questo e-book è tutto.

Se il tè rosso è la bevanda ideale, per chi ama consumare bevande calde o fredde, perché sì, il tè rosso ha la versatilità di poterlo consumare freddo o caldo, e mantenere intatte le sue caratteristiche.

A parte tutti i benefici sopra descritti sul tè rosso, la verità è che ci sono molte più virtù che questa bevanda ti porta, e che ti aiuterebbe molto se tu sapessi, ed è per questo che lo riassumo qui sotto:

- *Lenisce la gola se è irritata.*

• È possibile sostituire 1 litro d'acqua con un generoso bicchiere di tè rosso freddo, che riduce drasticamente la sete.

• Bere il Tè Rosso aiuta in modo incredibile a migliorare il sistema immunitario.

• E migliorando la tua immunologia, diventi più resistente ai raffreddori e alle malattie, credimi.

• Migliora notevolmente l'elasticità del vostro organo più grande di tutti, "la vostra pelle".

• Grazie al suo alto contenuto di zinco, si può dire addio all'acne.

• E molti altri benefici di questa infusione "quasi magica".

Ora, so che sei qui per perdere 5 chili o piu' in fretta, altrimenti probabilmente non saresti qui.

Poi si parte con l'azione, vi consiglio di prestare molta più attenzione, in quanto metterò un po 'tecnico in alcuni punti, ma tranquilla, farò come facile, dinamico e comprensibile come possibile.

Perdere 10 libbre con il tè rosso: Testato

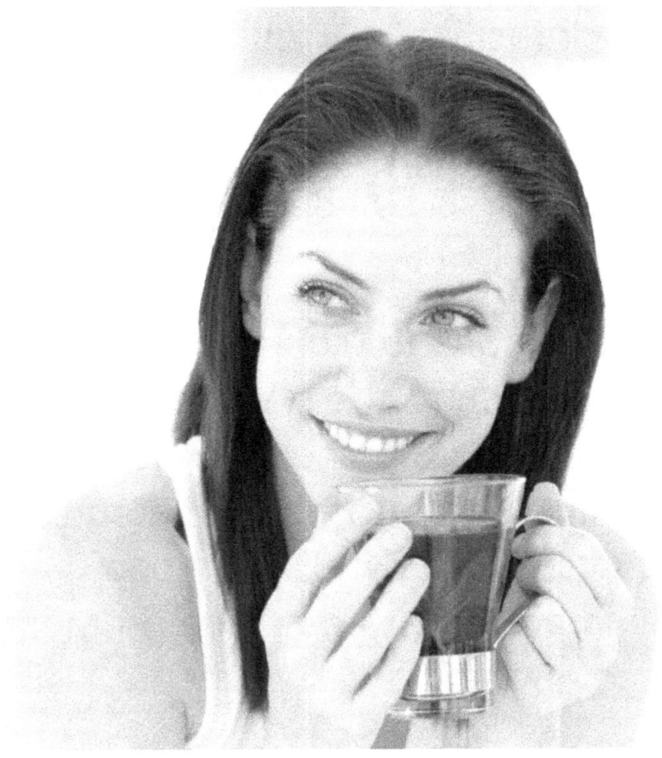

Ok, so che si può credere che tutto quello che hai imparato finora, non ti aiuterà molto, ma la verità è che sì, perché? perché non voglio che tu consumi "cose" senza sapere nulla di loro, è per questo che ho voluto riassumerti per affrontarti in questa nuova avventura che inizierai.

Come si può perdere peso bevendo una semplice infusione?......quello che devi fare è prendere una bustina di Tè Rosso, mettere l'acqua al punto di ebollizione e VOILÁ, hai perso 10 libbre una volta e in un giorno .....

Mi dispiace quanto sopra, ma è quello che molti pensano che sia, che è una bevanda "magica" o che semplicemente bevendola, "tutto è risolto", ma non preoccupatevi, che vi dirò il modo giusto di consumare questa bevanda, in modo che i suoi effetti siano veramente visibili.

Ma in primo luogo, è necessario sapere che è inutile, "bere una tazza di tè rosso, e poi consumare una porzione di torta e andare a dormire", NO, si dovrebbe vedere la disintossicazione del tè rosso per perdere peso, come complemento alla vostra "dieta", proprio come andare in palestra è un complemento-

Di per sé la palestra, il tè rosso, o qualsiasi altra cosa può fare "meraviglie per voi", se non applicata correttamente.

Detto questo, vi spiegherò una nutrizione completa, con esercizi regolari e la nostra **bevanda stellare come portatore di risultati**, che dovrete rispettare ed eseguire ogni giorno, se volete ottenere risultati rapidamente.

- Smettere di consumare zucchero bianco e sale da tavola o almeno diminuisce drasticamente il loro consumo, è possibile sostituirli con stevia o dolcificante naturale e sale marino .... allo stesso modo di consumarli in piccole quantità, fino a quando non smettono di consumare nella loro totalità. "È più che dimostrato che il consumo eccessivo di questi alimenti danneggia la pressione sanguigna, causando così una carenza nei processi naturali dei vostri organi.

- Aumenta il consumo di proteine da alimenti come uova, carni magre (petto di pollo, manzo, carni bianche e rosse in genere, noci, ecc. È molto importante che tu sappia come selezionare le carni da consumare, ti consiglio di osservare la porzione di carne che stai per comprare e verificare che non sia congelata e che non abbia un eccesso di grasso o di pelle.

- Diminuisce l'assunzione di carboidrati semplici, come pane bianco, torte, dolci in genere, riso bianco, ecc. Se si consuma molto pane, in primo luogo, diminuire il consumo, in secondo luogo, è possibile preparare il proprio pane integrale, acquisendo gli ingredienti naturali in qualsiasi azienda specializzata nella vendita di prodotti naturali.

- Eliminare completamente i grassi cattivi dalla dieta (carne rossa e bianca, burro, burro, consumo eccessivo di creme, ecc. Sì, i grassi "cattivi" sono quelli considerati "grassi saturi e trans", quindi evitateli a tutti i costi, perché non solo copriranno le vostre arterie, ma diventeranno rapidamente anche "massa grassa" e questo, ovviamente, renderà difficile la vostra perdita di peso.

- Aumentare prudentemente il consumo di grassi sani, quali: grassi di pesce, grassi di noci, arachidi, arachidi, arachidi, ecc. (renderli ricchi di omega 3, 9, e bassi di omega 6). devo dire, che il consumo di questi grassi è essenziale per raggiungere i vostri obiettivi, perché questi sono responsabili per la produzione dello stimolo necessario per teansformar "immagazzinato grasso, in energia", soprattutto l'omega 3, è il più importante, in quanto aiuta, tra i molti benefici, per eliminare i trigliceridi dalle vostre vene e arterie.

- Consumare da 20 a 40 grammi di fibre solubili e insolubili come: avena, riso integrale, noci, frutta e verdura fibrosi, semi (chia, lino, ecc.). Il consumo di fibre, sia idrosolubili che insolubili, è il fattore chiave per il vostro intestino, non solo sono puliti, ma sono anche suscettibili all'assorbimento del cibo che consumate. Quindi cerca di assicurarti di avere la roba giusta.

- Bere molta acqua, SI', suona come un click, ma e' vero, bisogna bere acqua in modo che le cellule siano idratate e abbiano l'energia per trasportare e trasformare le cellule grasse in energia, e quindi bruciare i grassi. Il consumo consigliato è di 1 litro per 25 chilogrammi di peso corporeo, quindi se si pesano 75 chilogrammi, si dovrebbero bere 3 litri di acqua distillata durante il giorno.

- Riposare profondamente di notte nella vostra stanza il più buio possibile, in modo che i vostri ormoni di notte lavorano efficacemente. E 'più che dimostrato che tutto ciò che si fa durante il giorno si riflette durante il sonno, in altre parole, se si mangia sano e l'esercizio fisico durante il giorno, di notte mentre si dorme, il corpo rilascia ormoni che riparano il corpo, lo rendono più forte e bruciare i grassi per usarli di notte come carburante.

- Fate esercizi aerobici e anaerobici, da 2 a 4 volte a settimana. Sempre al mattino o a mezzogiorno, non è consigliabile fare esercizio fisico nel pomeriggio o la sera, perché si può addormentarsi di notte, ma se non si può esercitare al mattino o a mezzogiorno, provare a fare 1 o 2 ore prima di andare a letto.

CONSIGLIO: ricordarsi sempre di allungarsi e riscaldarsi prima di fare esercizio fisico di routine per evitare possibili lesioni e migliorare le prestazioni.

- Diminuire il consumo di alcol, lo so, può essere complicato, ecco perché ho detto "diminuire" e non "lasciare", perché so che non sarà così facile per voi di lasciare, non è stato facile neanche per me, ma se si può lasciare, grande, fatelo! Tra l'altro, come un altro stimolo per smettere, l'alcool fa sì che il fegato non funzioni correttamente e che gli impedisce di trasformare le cellule adipose in energia da utilizzare.

- Non c'è bisogno di dirlo, ma non è consigliabile fumare, molto di più se si vuole perdere peso perché il tabacco copre le arterie, e non lascia passare le sostanze nutritive che portano alla perdita di peso. Se sei un fumatore, puoi iniziare a provare la sigaretta elettronica.

- E, naturalmente, consuma ogni giorno il famoso "Tè rosso". Bere da 2 a 3 generose tazze di questa infusione distribuite nell'arco della giornata. Anche dirvi che si può bere il tè, anche se siete in viaggio, prendere in un thermos per il viaggio, godere e condividere la vostra bevanda, vi ringrazieranno.

Può sembrare molto noioso dover seguire e fare tutto quanto sopra, ma se si vuole davvero perdere 10 libbre rapidamente, tè rosso non può fare da solo, ha bisogno di esercizi continui per stimolare il vostro corpo a bruciare garza, ha bisogno di nutrienti e cibo per aiutare a stimolare il metabolismo, in quanto questo è responsabile di tutto ciò che nel vostro corpo funziona.

Ora non voglio che tu crolli con così tanti cambiamenti in una volta sola, ecco perché ti consiglio di iniziare lentamente, di iniziare lentamente, di applicare questo "stile di vita", perché quello che stai imparando qui, non è una dieta di moda o di moda, è un cambiamento nella dieta che influenzerà per incredibili miglioramenti nella vostra vita, credetemi.

Quando inizierete ad assimilare tutto quello che avete imparato prima e sarete veramente pronti a continuare, vi insegnerò come e in quali momenti consumare l'affascinante infuso di tè rosso.

I momenti migliori per bere il tuo infuso

Ok, a questo punto, dovresti essere impegnato a cambiare il tuo "stile di vita", la tua dieta, la frequenza con cui vai in palestra o fai esercizio fisico a casa, ecc.

Comincerò dicendovi quali sono i tempi o gli orari migliori, per consumare la vostra infusione e spiegarvi perché.

- Bere una buona tazza di tè rosso la mattina dopo la prima colazione.
- Bere l'infuso da ½ ora a 1 ora prima di pranzo.
- E se vi abituate ad allenarvi a metà mattina o metà pomeriggio, bevete un'ora e mezza prima di allenarvi.

CONSIGLIO: per preparare un

Beh, perche' quelle ore sono importanti per consumare la tua bevanda dimagrante.

DESAYUNO: Per consumare una bevanda fredda o calda come il tè rosso dopo la colazione, fa sì che gli alimenti che avete ingerito, sono stati digeriti molto più rapidamente, perché la teina del tè rosso, stimola la ghiandola surrenale, cioè sopra i reni, di cui è incaricato di liberare l'ormone dell'adrenalina, tra gli altri ormoni.

Come sapete, l'adrenalina è un ormone molto potente quando si tratta di "accelerare molti processi naturali nel vostro corpo", compresa la combustione dei grassi.

Pranzo: Il semplice fatto di consumare il Tè rosso prima dell'ingestione di cibo, fa sì che il vostro corpo sia preparato e suscettibile all'assorbimento di tale cibo, e questo è molto buono, credetemi, perché le sostanze nutritive vengono assorbite più rapidamente ed efficacemente.

ESERCIZI: Se per qualsiasi motivo, se ti alleni a metà mattina o a metà pomeriggio è importante consumare il tè rosso mezz'ora o meno prima di iniziare la tua routine di allenamento.

Perché, per il semplice motivo che il vostro corpo è pieno di energia per eseguire più esercizi e, naturalmente, come ho detto prima, l'"adrenalina" che scorre attraverso il vostro corpo, vi aiuterà a bruciare più calorie e, di conseguenza, bruciare più grassi.

In breve, si consumeranno da 3 a 4 generose tazze di tè rosso, vi consiglio anche di mettere in pausa il consumo continuo di questa bevanda, per esempio:

- Da consumare durante 2 settimane e a riposo 1 settimana per non consumare o consumare quantità minori di questa bevanda.

- L'altra opzione è quella di intersperse con altre bevande come il tè rosso; si possono variare con le infusioni che ho raccomandato in precedenza.

Il punto a cui vado con questo è di non abusare di questa maestosa bevanda, che il tuo corpo può diventare dipendente da questa bevanda e che fa sì che il tuo corpo non senta più gli effetti che questa infusione ti porta.

Ma non preoccupatevi, non è così facile dipendere da un infuso così naturale e sano come il tè rosso.

Per diventare dipendente da questa bevanda, si dovrebbe bere fino a 10 tazze al giorno per 1 anno, eppure probabilmente non vi influenzerà negativamente, in altre parole "prudenza".

Conclusione

Beh, cosa dirvi che non avete imparato in questo e-book/guida su questa meravigliosa infusione..... in primo luogo vi dico che mi dispiace se sono stato molto diretto, in questione con la realtà delle cose, ma a mio parere, se nessuno vi dice la verità, si continuerebbe a cercare "la bevanda magica o cibo che ti aiuta ad ottenere i risultati, senza fare nulla.

Ma dovresti sapere che ci sono modi per ottenere i risultati che vuoi, e uno di questi modi è quello che ho condiviso con te.

Pertanto, se si fa quello che ho condiviso con voi e siete costanti, è possibile ottenere quei desideri per migliorare il vostro corpo e guardare molto più attraente.

Seguire passo dopo passo questa guida

per perdere peso, prenderla come una ricetta per il cibo, e si ottengono risultati, vi assicuro, quello che ho condiviso in questo e-book, sono le informazioni che conoscono solo i grandi nutrizionisti, quindi, non sottovalutare quello che ho condiviso con voi, approfittarne e condividere queste informazioni che avete imparato oggi se vi è piaciuto e iniziare a notare i risultati, si potrebbe aiutare quella persona vicino a voi che ha bisogno di risultati rapidamente e non sa come iniziare.

E' stato un piacere per me condividere con voi questa guida che ho applicato per anni e godendo dei risultati che questa mi porta, e dal profondo del mio cuore spero che anche voi lo otterrete, che io sto seguendo che lo otterrete se siete dalle persone che applicano ciò che imparano.

A proposito vi dico, se volete ancora più

energia per il vostro giorno per giorno per giorno ed essere in grado di accelerare ancora di più la vostra perdita di peso, vi consiglio un'altra delle mie guide che condivido.

Devo dirvi che è qualcosa di un po' estremo il consumo di questa pianta che condivido con voi, ma che i suoi risultati sono incredibili..... l'e-book che potete trovare scrivendo "Kratom per l'energia", nel cercatore di Books of Amazon e il primo e-book dei risultati, è quello che sto parlando con voi, inoltre potete trovarlo con il mio nome "Agustin R. Ruiz".

Senza ulteriori indugi, Grazie mille per aver letto il mio e-book, e mi congratulo con voi per avermi dato l'opportunità di imparare a migliorare il vostro corpo !.......

Spero che condividiate con me i vostri risultati, che mi renderebbe molto felice!

Un grande abbraccio, Agustin.

www.ingramcontent.com/pod-product-compliance
Lightning Source LLC
Chambersburg PA
CBHW070747240726
48654CB00010B/1193